I0787934

Intermittierendes Fasten

Iss was du willst

Inhaltsverzeichnis

Einleitung

Gehörst du auch zu denen, die viele Diäten hinter sich haben, ohne dauerhaft Erfolg gehabt zu haben? Vielen von uns geht es genauso, wir machen immer wieder mal eine Diät und hinterher schnellt der Zeiger auf der Waage wieder nach oben. Am Schlimmsten ist es, wenn der Sommerurlaub ansteht, vorher alles stressig war und nun stellt man fest, dass das Strandkleid sehr eng sitzt und man will es erst gar nicht wagen, den Bikini anzuziehen.

Warum ist das so? Sind wir alle nur faul? Keinesfalls!

Diäten und andere Abnehmprogramme kosten uns oft viel Geld und vor allem viel Zeit. Wer allerdings einen Vollzeitjob hat, Kinder großzieht, oder sogar beides zusammen, hat keine Zeit für eine Stunde Sport am Tag und aufwändige Rezepte, die am Ende nicht mal richtig satt machen. Wenn du die einzige Person in der Familie bist, die abnehmen will, kann es für die anderen sehr unangenehm werden, wenn statt der gewohnten Gerichte auf einmal nur noch Grünzeug auf dem Speiseplan steht.

Es gibt aber eine Alternative! Das intermittierende Fasten kostet dich keinen Cent und keine Minute deiner Zeit! Im Gegenteil, es spart sogar Zeit, da du auf einige Mahlzeiten verzichtest. Du musst keinem strikten Ernährungsplan folgen, keine Kalorien ausrechnen, nicht täglich soundso viel Sport treiben, usw.

Alles, was du tun musst, ist ab und zu einfach gar nichts zu essen. Dazwischen kannst du ohne Reue weiterhin essen, was es immer gibt. Keine Einschränkungen und keine Verzichte.

Es gibt ein paar Regeln, diese sind allerdings einfach und schnell erklärt. Außerdem gibt es verschiedene Modelle, unter denen du auswählen kannst, was dir am besten passt. Idealerweise kannst du auch verschiedene Modelle abwechseln und somit das intermittierende Fasten mit höchster Flexibilität an deinen persönlichen Lebensstil anpassen.

Dazu kommen noch ein paar „Nebenwirkungen" des intermittierenden Fastens, wie zum Beispiel die Entgiftung und Verjüngung deiner Zellen.

Mittlerweile wirst du dich wahrscheinlich fragen, was für ein Wunderprogramm wir hier anpreisen und dass die Sache bei all den Vorteilen einen riesigen Haken haben muss.

Es gibt einen Haken, aber er ist nicht dramatisch: das intermittierende Fasten ist im Gegensatz zu den meisten Diäten ein dauerhaftes Programm. Mit anderen Worten, dein Leben wird künftig auf Dauer etwas anders aussehen, als du es momentan gewöhnt bist. Du musst also den Willen haben, dauerhaft eine Veränderung zu machen. Aber keine Sorge, wenn deine Gewohnheit sich erst mal nach ein paar Wochen daran angepasst hat, wird dir das gar nicht mehr auffallen, dass dein Leben jetzt ein bisschen anders aussieht.

Aber selbst dieser „Nachteil" hat einen versteckten Vorteil: da es sich um eine dauerhafte Änderung deiner Gewohnheit handelt, wird es zu keinem Jo-Jo Effekt kommen.

Kapitel 1: Intermittierendes Fasten – Was genau ist es und wie geht es?

Fasten hat eigentlich einen religiösen Ursprung und bedeutet an den Geboten der Enthaltsamkeit festzuhalten. Es lässt sich in fast jeder Religion und Kultur auf dieser Erde finden. Oft in verschiedenen Formen, aber es ist immer in irgendeiner Weise vertreten. Das Ziel des religiösen Fastens ist entweder die Klärung des Geistes (keine Ablenkung durch weltliche Dinge, wie Essen), Reinigung der Seele und als Buße, uvm.

Beim Fasten wird immer auf etwas verzichtet, oft wird dabei einfach nichts gegessen.

Das intermittierende Fasten bedeutet, dass man immer mal wieder verzichtet, aber nicht auf Dauer.

Du verzichtest also für eine bestimmte Zeit auf sämtliche Nahrung und trinkst nur Wasser oder andere ungesüßte Getränke. In der restlichen Zeit kannst du ganz normal essen und trinken, wie du es gewöhnt bist.

Fragst du dich jetzt schon, wie man bitteschön so einfach abnehmen können soll? Einfach nur mal nichts essen und dann wieder normal essen klingt eigentlich nach dem perfekten Rezept für einen Jo-Jo Effekt.

Gleich mal vorweg: ganz so einfach ist es nicht. Ja, du musst „nur" für bestimmte Intervalle auf alles verzichten, was Kalorien hat, aber dies verlangt einiges an Willenskraft von dir. Vor allem, da es sich hierbei nicht um eine temporäre, sondern eher um eine permanente Sache handelt. Du wirst unweigerlich ab und zu anderen Leuten beim Essen zuschauen, während es für dich nur Wasser gibt.

Wenn du dich aber erst mal daran gewöhnt hast, wird es dir nicht mehr so schwerfallen. Nur die ersten Wochen werden nicht immer leicht sein und du wirst dich vielleicht auch mal ab und zu erklären oder gar rechtfertigen müssen, denn das intermittierende Fasten ist immer noch relativ unbekannt und wird bestimmt die eine oder andere kritische Frage verursachen.

Nun aber zurück zu unserer Frage, wie man damit abnimmt?

Fangen wir mal an, mit „Wieso habe ich zu viel Fett an meinem Körper?". Wir haben uns so entwickelt, da das Fett eigentlich mal einen überlebenswichtigen Vorteil darstellte. In grauer Vorzeit, also als es noch keine Zivilisation mit gesicherten Nahrungsquellen gab, gab es immer mal wieder eine Zeit, in der gehungert wurde. In den gemäßigten Breiten war das meistens der späte Winter, wenn alle Vorräte aufgebraucht waren, noch nichts wuchs und selbst das Wild abgemagert war. In dieser Zeit lebten die Menschen von ihren Fettvorräten, die sie im Laufe des Sommers und Herbstes angelegt haben. Auch die Tiere tun dies. Man muss nur mal ein Eichhörnchen beobachten, wie es im Herbst immer dicker wird, bis der Bauch fast über den Boden schleift. Im Frühjahr hingegen ist dasselbe Eichhörnchen spindeldürr und versucht, sich mit allen Methoden über Wasser zu halten.

Heute essen wir allerdings immer genug und müssen nicht mehr hungern. Und nicht nur das, meistens essen wir zu viel oder sehr kalorienreiche Dinge. Oft ist das Esse auch anders, als ehemals, denn anstelle von Vollkornprodukten gibt es heute meistens Weißmehl und wir essen sehr viel mehr Zucker, als es von der Natur vorgesehen war. Auch der Kalorienverbrauch hat sich gewandelt, denn wir laufen nicht sehr viel und nur wenige Leute haben eine Arbeit, bei der man sich körperlich großartig anstrengt. Die meisten von uns verbringen sehr viel Zeit sitzend oder liegend und verbrennen somit nicht viel Energie.

Hier setzen die meisten Diäten an. Entweder gibt es nur spezielle Lebensmittel oder du musst sehr viel Zeit jeden Tag in Sport investieren oder sogar beides zusammen. Aus diesem Grund geben viele auf, denn es kostet viel Zeit und ist oft mit einem gewissen Aufwand verbunden, oder die Rezepte schmecken nicht.

Beim intermittierenden Fasten wird nicht im klassischen Sinne gehungert, denn du kannst in der Zeit, in der du isst, wirklich ohne Einschränkungen alles essen.

Der Ansatz ist hier, dass der Stoffwechsel während der Verdauung von Mahlzeiten mit der aktuellen Nahrung beschäftigt ist und sich so nur teilweise dem Fettabbau widmen kann, auch wenn man mehr Kalorien verbrennt, als man zu sich nimmt (= Diät). Wenn man aber für viele Stunden hintereinander oder gar für einen kompletten Tag nichts isst, wird sich der Stoffwechsel, wenn er mit der letzten Mahlzeit fertig geworden ist, um deine Fettzellen kümmern. Da nun keine Kalorien mehr zugeführt werden, kann der Körper außerdem keine Energie aus der Nahrung erhalten und muss deshalb auf Fettreserven zurückgreifen. Wenn sämtlicher überschüssiger Blutzucker im Körper abgebaut wurde, hat der Stoffwechsel zwei entscheidende Vorteile: erstens hat er jetzt keine aktuellen Aufgaben mehr, die ihn von der Fettverbrennung ablenken könnten. Zweitens hat er keine

Kalorienzufuhr mehr, die in Energie umgewandelt werden kann. Also ist der Stoffwechsel sogar gezwungen, deine Fettreserven zu attackieren und abzubauen.

Was ist jetzt aber, wenn man ein Intervall beendet hat und wieder essen darf? Erstaunlicherweise kommt es nicht zu einer berüchtigten Heißhungerattacke, bei der man alle Mahlzeiten nachholt, die man verpasst hat. Durch das lange Intervall ist der Blutzuckerspiegel ausgeglichen anstatt niedrig und deshalb hast du gar kein so großes Hungergefühl. Das liegt daran, dass bei normalen Diäten weiterhin Insulin ausgeschüttet wird, weil du immer noch isst, halt nur in geringeren Mengen. Auch das Gefühl eines leeren Magens hält nur eine bestimmte Zeit lang an und legt sich danach wieder allmählich.

Es gibt beim intermittierenden Fasten übrigens auch keine Gefahr, in den Hungerstoffwechsel zu geraten. Diese spezielle Art des Stoffwechsels schaltet sich dann ein, wenn wir dauerhaft (ab mehreren Tagen hintereinander) weniger Kalorien essen, als wir im Grundverbrauch verbrennen. Der Grundverbrauch besteht aus allen lebenswichtigen Funktionen, wie Herzschlag, Atmung und Wärmeproduktion und liegt je nach Gewicht, Größe und Alter bei 1000 bis 1500 kcal pro Person und Tag.

Wer dauerhaft weniger als diese Menge isst, sendet seinem Körper (ungewollt) das Signal für eine Hungersnot und der Körper verändert daraufhin den gesamten Stoffwechsel, um Energie zu sparen, denn er denkt, dass es hier ums Überleben geht. Als Folge davon sinkt der Grundverbrauch auf nur noch etwa 800 kcal und das dauerhaft. Wenn man also mit einer Diät fertig ist, verbrennt der Körper noch weniger, als bisher und lagert alles Übrige als Fett ein, was gut und gern die doppelte Menge sein kann, als vor der Diät. Jo-Jo Effekt der feinsten Art.

Wenn du aber deinem Körper einfach mal alle Kalorien entziehst, mobilisiert er den Stoffwechsel. Wieso das? Schau zurück in die Steinzeit: wenn man absolut nichts zu essen hatte, musste man die letzte Energie dafür aufwenden, um ein Tier zu erlegen oder zum nächsten Gebiet mit reifen Früchten zu wandern. Du verbrennst also tatsächlich mehr Kalorien! Da du ja nicht dauerhaft fastest und zwischen den Fastenintervallen ganz normal isst, kann bei dir von Hungersnot keine Rede sein und du verlierst munter an Gewicht, obwohl du Kuchen isst und am Wochenende bei der Grillparty zuschlägst. Außerdem kann sich der Körper nicht an etwas gewöhnen, weil du ihn solch krassen Unterschieden zwischen normal essen und gar nichts essen aussetzt. Dadurch bekommt der Körper immer wieder neue Reize und kann keinen Hungerstoffwechsel starten.

Für wen ist intermittierendes Fasten geeignet?

Grundsätzlich kann jeder intermittierendes Fasten praktizieren, speziell weil man nicht nur abnimmt, sondern auch viele gesundheitliche Vorteile bekommt – mehr dazu in Kapitel 3.

Wenn du gesundheitliche Probleme hast, solltest du allerdings, wie auch vor Diäten und Sport, deinen Arzt aufsuchen und mit ihm darüber reden. Das gilt vor allem, wenn du Diabetes hast oder stillst.

Oft kommt es für deine Gesundheit auch nur darauf an, wie du fastest, denn es gibt verschiedene Arten. Diese werden im nächsten Kapitel beschrieben.

Es gibt aber eine sehr wichtige Grundvoraussetzung für das intermittierende Fasten: du musst mit dir und deinem Körper im Reinen sein. Versuche nicht aus lauter Frustration mit vergangenen Diäten nun deinen Körper zu bestrafen, indem du einfach ab und zu gar nicht mehr isst. Vielmehr solltest du Freundschaft mit deinem Körper schließen und ihn als deinen Partner im Kampf gegen die überschüssigen Pfunde ansehen. Du steckst sowieso für dein ganzes

Leben in diesem Körper, also solltest du ihn auch respektieren, das macht dein Leben so viel einfacher. Beim Fasten wirst du dich speziell am Anfang viel mit deinem Körper auseinander setzen. Erst kommen die Hungergefühle und der Appetit, die unterdrückt und ausgehalten werden müssen. Dann dauert es seine Zeit, bis endlich der Zeiger auf der Waage nach unten weist. Je mehr Respekt du in dieser schwierigen Zeit für deinen Körper zeigst und für alle Dinge, die er aushalten kann, desto leichter wird es dir fallen. Wenn du dich für deinen Körper schämst, wirst du es außerdem nicht schaffen, aufs Essen zu verzichten, wenn andere Leute dabei sind. Hier musst du Selbstbewusstsein zeigen und klar zu deiner Entscheidung stehen. Du musst ja nicht unbedingt sagen, dass es dir allein ums Abnehmen geht. Da das intermittierende Fasten so viele Vorteile für deine Gesundheit hat, kannst du auch mehr darauf eingehen und sagen, dass du mehr für deine Gesundheit tun willst, um ein fitterer Mensch zu werden. Kaum jemand wird dich für sowas schräg ansehen können. Die meisten Leute werden bei solchen Sätzen ein schlechtes Gewissen bekommen, denn während du gesund lebst, essen sie gerade Pommes und einen Nachtisch, der einer Zuckerbombe gleichkommt.

Ein Nachteil hat das Fasten natürlich: du wirst unweigerlich ab und zu anderen beim Essen zuschauen. Das muss aber nicht weiter schlimm oder gar beschämend sein. Erkläre den Personen einfach, was es mit dem Fasten genau auf sich hat und erwähne auch die gesundheitlichen Vorteile, die sich daraus ergeben (siehe Kapitel 3), wenn du vom Thema „Abnehmen" etwas ablenken willst. Weihe deine Familie und Freunde sowieso komplett ein, denn sie werden dich unterstützen, wenn du mal keine Lust haben wirst. In der ersten Zeit wirst du dir manchmal komisch vorkommen und manche Leute sind auf leeren Magen eher in schlechter Laune. Das wird aber mit der Zeit vergehen, denn du kannst dich an alles gewöhnen und wirst so schließlich zum Profi, der von anderen um Rat gefragt wird. Nicht zuletzt solltest du nicht vergessen, dass du damit ja abnimmst, also wird deine Kleidergröße kleiner, die Waage wird nach unten zeigen und du wirst bald Komplimente ernten. Das stellt die bestmögliche Belohnung dar und es wird dir fortan viel leichter fallen, denn du weißt um deinen Erfolg.

Vielleicht bist du aber auch gar nicht alleine, vielleicht haben andere in deinem Freundeskreis oder deiner Familie auch Lust, das intermittierende Fasten zu praktizieren. Du bist nicht alleine, wenn du sagst, dass du endlich weg von dem Diätenkram willst und eine dauerhafte Lösung suchst. Rede also mal mit den Leuten in deiner Umgebung, es gibt bestimmt jemanden, der auch daran interessiert ist. Zusammen seid ihr dann viel stärker und werdet euch gegenseitig stärken können und auch Ratschläge geben und Erfahrungen austauschen können. Oder es kann auch sein, dass du zwar alleine anfängst aber dass aufgrund deiner Erfolge andere erst auf die Idee mit dem intermittierenden Fasten gebracht werden. Plötzlich kannst du also für andere als Mentor dienen und Erfahrungen teilen, die du gemacht hast.

Kapitel 2: Verschiedene Arten des intermittierenden Fastens

Das intermittierende Fasten gibt es in drei üblichen Arten.

1.   Stundenweises Fasten

Dabei verzichtest du „nur" für mehrere Stunden (12 bis 23 Stunden) auf Nahrung und Kalorien. Dies wird jeden, oder fast jeden Tag getan und man kann sich dabei schrittweise steigern.

2.   5+2 Fasten

Die Grundlage ist eine Woche. An 5 Tagen isst du völlig normal und an zwei Tagen, die nicht hintereinander liegen, fastest du. Dabei spielt es keine Rolle, an welchen Tagen du fastest und an welchen nicht. Es muss auch kein festes Schema geben. Diese Methode ist sehr flexibel, denn du kannst an Tagen mit wichtigen Terminen essen und einfach wann anders fasten. Außerdem kannst du die Fasttage so legen, dass ein Wochenende niemals betroffen wird.

3.   1+1 Fasten

Hierbei wechselt man zwischen Fasttagen und normalen Tagen ab, also ein relativ konstanter Rhythmus im 24-Stunden Takt. Das ist die radikalste Methode, denn du verzichtest im Schnitt auf 3,5 Tage Essen pro Woche.

Bei dieser Methode nehmen manche Leute dennoch 500-600 kcal pro Tag in Form von zwei kleinen Mahlzeiten (eher Snacks) zu sich, anstatt komplett zu fasten.

Welche Art du wählst, bleibt dir persönlich überlassen. Jeder von uns hat einen anderen Lebensstil und deshalb gibt es kein allgemeines „Rezept", wie etwas zu funktionieren hat. Wie im letzten Kapitel bereits erwähnt wurde, ist das intermittierende Fasten zum Teil deshalb so effektiv, weil man dem Körper ständig neue Reize gibt und er sich an nichts gewöhnen kann. Aus diesem Grund wäre es am idealsten, wenn du zwischen den drei Arten abwechselst. Das bietet dir maximale Flexibilität, wenn es um Feiern, Urlaub, Geschäftstermine usw. geht.

Du kannst also beispielsweise am Montag fasten, am Dienstag und Mittwoch normal essen. Am Donnerstag wäre wieder ein Fasttag angesagt, aber du hast mittags ein wichtiges Geschäftsessen. Also fastest du von Donnerstag am frühen Nachmittag bis Freitag zur selben Zeit. Am Samstag gibt es abends eine Grillparty und am Sonntag kannst du wieder fasten. Am folgenden Montag wird nächste Woche dann nicht gefastet. Du siehst also, dass man extrem flexibel auf viele Lebenssituationen und Termine reagieren kann.

Die erste Methode, das stundenweise Fasten, ist die beliebteste Methode, die anderen sind aufgrund ihrer Radikalität bei manchen Leuten eher unbeliebt.

Kapitel 3: Effekte des intermittierenden Fastens

Es wurde an Menschen leider noch fast keine Forschung zum intermittierenden Fasten durchgeführt. Es gibt also wenige wissenschaftliche Materialien, allerdings wird sehr häufig an Tieren geforscht. Bei den Tierversuchen werden meistens Mäuse auf einen intermittierenden Rhythmus von Fasten und essen gesetzt und dabei kamen erstaunliche Ergebnisse zutage. Doch auch die wenige Forschung, die an Menschen betrieben wurde, zeigte äußerst positive Ergebnisse für die Gesundheit.

Blutzucker

Es zeigt sich, dass bei normalen Menschen (also Menschen ohne Diabetes) der Körper sämtlichen Blutzucker abbaut, der zu viel vorhanden ist, wenn es für viele Stunden keine neue Nahrung gibt. Wenn das erst mal geschehen ist, widmet sich der Stoffwechsel mit seiner vollen Aufmerksamkeit dem Fettabbau. Jetzt holt sich der Körper seine ganze Energie nur und ausschließlich aus dem Fettvorrat. Da der Blutzucker auf einem normalen Niveau ist, wird nun auch weniger

Insulin gebraucht und das Diabetesrisiko sinkt ab.

Autophagie

Die Autophagie ist ein Vorgang in den Zellen, bei dem die Zellen anfangen, sich selbst zu verdauen, da sie unter Energiemangel leiden. Dies geschieht üblicherweise ungefähr ab 14 Stunden oder längerer Zeit ohne Nahrungszufuhr. Das klingt jetzt schrecklich negativ, ist aber eigentlich ein wunderbarer Prozess, der deiner Gesundheit hilft.

Bei der Autophagie verbrennen die Zellen alte oder schlecht funktionierende Bestandteile. Anstatt sich bei der Selbstverdauung zu zerstören, sortieren die Zellen ihren gesamten Müll aus und verbrennen ihn. Stell dir einfach vor, du heizt mit einem Kaminofen und dir geht plötzlich das Brennholz aus. Anstatt zu frieren, nimmst du nun einfach deinen Papiermüll und verbrennst diesen. Dann kommt dein Hausmüll dran und wo du schon dabei bist, sortierst du auch mal auf dem Dachboden aus und verbrennst alles Mögliche, was seit 10 Jahren eh nur noch Staub gefangen hat. Somit wird durch eine „Not" dein Haus schön ausgemistet und du hast Platz für neue Sachen.

Dein Körper tut genau dies. Forscher, die an Mäusen forschen, haben auch die Vermutung, dass dieser Prozess sogar gegen Krebs und Alzheimer wirken könnte.

Es scheint so, dass Krebszellen einen Mangel an Glukose nicht vertragen, während normale Zellen für gewisse Zeit sehr gut ohne Glukose auskommen können. Daher könnten sie durch Fastenintervalle buchstäblich ausgehungert werden. Die kann nicht nur bei aktuellen Krebserkrankungen helfen, sondern auch vor Rückfällen bei ehemaligen Krebspatienten schützen.

Andere

Außer den obengenannten Effekten soll intermittierendes Fasten auch Wachstumshormone in deinem Körper fördern, was den Abbau von Fett und gleichzeitig den Aufbau von Muskeln noch weiter beschleunigt.

Das intermittierende Fasten soll zudem einen positiven Einfluss auf unser Immunsystem und unsere Langlebigkeit haben. All diese Effekte sind noch schlecht erforscht und es bedarf noch vieler Studien, um genaue Ergebnisse zu erhalten. Aber was die Wissenschaft bis heute herausgefunden hat, deutet darauf hin.

☐

Kapitel 4: Der Einstieg Schritt für Schritt

Aller Anfang ist natürlich schwer. Da jeder von uns einen anderen Körper mit einer anderen Gesundheit und Psyche hat, ist es schwer, einen einheitlichen Plan für alle aufzustellen. Fakt ist jedoch, dass du dich zunächst ans Fasten gewöhnen musst. Das betrifft vor allem deine Psyche (ja, auch wenn du ein völlig gesunder Optimist bist) und deine Gewohnheiten an. Diese zwei Faktoren bestimmen einen großen Teil deines Lebens – mehr als alles andere. Schau dich einfach mal im Freundeskreis um: manche Leute würden nie Frühstück essen, während andere ohne ihrem Brötchen um sieben Uhr zu den schlimmsten Zicken mutieren. Das liegt einfach an deiner persönlichen Gewohnheit. Aus diesem Grund kommt jeder mit anderen Voraussetzungen zum Fasten und wird unterschiedliche Herausforderungen finden. Probiere also ruhig verschiedene Möglichkeiten und Kombinationen aus, um herauszufinden, was für dich persönlich am besten funktioniert. Es gibt nicht eine einzige Anleitung und alles andere ist falsch, sondern es gibt viele Wege, die alle zum selben Ziel führen.

Als Anfänger beginnst du mit dem stundenweisen Fasten und auch das nur in relativ kurzen Intervallen. Sieh es ähnlich wie eine neue Sportart an: man wird nicht als Marathonläufer geboren, sondern arbeitet sich langsam hoch. Anfangs läuft man nur 5 km, dann 10 km, bis man irgendwann nach vielen Trainingsrunden auf die berühmten 42 km hochgearbeitet hat.

So läuft auch das Fasten ab. Steigere dich nicht zu schnell, sondern gib deinem Körper und vor allem deinem Geist die Zeit, sich ans Fasten zu gewöhnen. Am besten schreibst du dir einen Plan, ähnlich einem Trainingsplan, auf dem deine Ziele eingetragen werden. Anfangs wirst du an vielen Tagen fasten, denn du hast noch nicht die Gewohnheit entwickelt, um es für komplette 24 Stunden ohne Essen auszuhalten und dann normal zu essen. Beachte also, dass es in den ersten eineinhalb Monaten nicht sehr viel Flexibilität gibt, die kommt erst später, wenn du auch für 24-Stunden Intervalle fasten und dann an anderen Tagen komplett normal essen kannst. Wenn es sich also einrichten lässt, sollte dein Jahresurlaub oder ein Wechsel des Arbeitsplatzes oder ein Umzug nicht gerade in dieser Zeit stattfinden.

1.   Anfang

Wenn du zum ersten Mal fastest, kannst du ganz langsam damit anfangen, indem du dir die Nacht zunutze machst. Da du etwa 8 Stunden lang sowieso schläfst, musst du nur noch 4 weitere Stunden in den Plan einarbeiten und schon hast du 12 Stunden Fastenzeit. Je nach deinem Lebensstil und Alltag kannst du beispielsweise etwas früher zu Abend essen und dann bis zum Frühstück keine Kalorien mehr anfassen. Du kannst aber auch wie gewohnt abends essen und um 10 Uhr noch mit jemandem etwas trinken gehen und einfach das Frühstück am nächsten Tag auf halb elf verschieben. Bleibe bei diesem Schritt für eine Woche.

2.   Kleine Steigerung

Als nächsten Schritt verzichtest du komplett auf eine Mahlzeit. Da du weiterhin die Nacht nutzt, sollte dies also entweder das Abendessen oder das Frühstück sein. Den Rest des Tages kannst du weiterhin fröhlich essen, was dir gerade in die Quere kommt. Dabei kannst du die anderen Mahlzeiten zu etwas anderen Zeitpunkten essen, zum Beispiel Mittagessen schon um halb zwölf statt erst um eins, wenn das Frühstück wegfiel.

3.   Langsam steigern

Nun kannst du dich weiterhin steigern, bis du es für etwa 20 Stunden ohne Nahrung schaffst. Du solltest dein Fasten-Intervall nur um etwa zwei Stunden pro Woche vergrößern.

4.   Andere Arten ausprobieren

Wenn du erst mal die 20 Stunden erreicht hast, kannst du nun mehr Freiheit genießen und auch mal die anderen zwei Arten des intermittierenden Fastens ausprobieren. Wie oben schon erwähnt, kannst du dich komplett an eine Art halten oder mehrere Arten kombinieren, je nachdem, wie dein Leben aussieht und welche Prioritäten du hast.

Trinken während eines Intervalls

Beim Fasten geht es nicht um feste Nahrung vs. flüssige Nahrung, sondern während eines Intervalls wirst du überhaupt keine Kalorien zu dir nehmen. Das schließt leider auch viele Getränke mit ein. Ganz oben auf der Liste steht dabei der Zucker. Limonaden, Fruchtsäfte, und gesüßte Tees sind tabu, genauso wie Milchprodukte. Alkohol ist ebenfalls tabu. An sich wäre er kein Problem, aber alkoholische Getränke schlagen leider auch mit vielen Kalorien zu Buche, was also einem fastenbrechen gleichkommt, denn auf einmal hat deine Verdauung wieder zu arbeiten. Dein Stoffwechsel wird nebenbei auch durch den Abbau des Giftes (Alkohol ist ein Gift) vom Fettabbau, seiner eigentlichen Aufgabe, abgelenkt. Die gute Nachricht ist aber, dass du noch Kaffee trinken darfst. Allerdings solltest du damit erst mal vorsichtiger umgehen, denn Koffein auf leeren Magen hat einen anderen Effekt, als auf einen vollen Magen. Mach lieber erst mal einen weniger starken Kaffee und schau, wie es dir damit geht, bevor du zur normalen Stärke zurückkehrst.

Essen zwischen Intervallen

Ja, außerhalb der Fastenintervalle kannst du tatsächlich essen, was du willst. Vermeide es allerdings, völlig selbstvergessen Kalorien in dich hineinzustopfen. Nimm das Fasten als Anlass, bewusster zu essen. Genieße jeden Bissen und konzentriere dich auf eine Mahlzeit, denn das ist auch viel gesünder.

Am besten ist eine ausgewogene Ernährung, mit etwa 2000 kcal pro Tag. Achte darauf, dass du genug Vitamine und Minerale isst, am besten mit der Nahrung statt Nahrungsergänzungsmitteln, denn beim Fasten bleiben diese natürlich zusammen mit den Kalorien auf der Strecke.

Manche Leute machen sich jetzt vielleicht Sorgen um ihre Eiweißaufnahme, denn die

Muskeln brauchen ja schließlich Eiweiß. Diese Sorgen sind allerdings auch unbegründet. Unser Körper ist sehr gut darin, Eiweiß zu recyceln und wiederzuverwerten. Wir brauchen gar nicht viel Eiweiß und was wir während der Mahlzeiten zwischen den Fastenintervallen zu uns nehmen ist mehr als genug, um alles am Laufen zu halten. Das gilt sogar, wenn du ein Sportler bist und viele Muskeln hast oder wenn du das Fasten mit einem Fitness-Programm verbindest, das dem Aufbau von Muskulatur dient. Muskeln bestehen nur zu 25% aus Eiweiß und du baust sie nur sehr langsam auf. Also wirst du nicht viel extra Eiweiß benötigen. Wenn du isst, ist es völlig genug, ein bisschen Fleisch und Milchprodukte zu essen, damit dein täglicher Eiweißbedarf gedeckt wird. Und wenn es dann zu den Fastentagen kommt, hat dein Körper keinerlei Probleme. Es gibt also überhaupt keinen Grund, Nahrungsergänzungsmittel zu sich zu nehmen oder Produkte zu kaufen, die mit Protein angereichert wurden.

Wie es nun weiter geht?

Wie du oben wahrscheinlich schon erahnt hast, handelt es sich beim intermittierenden Fasten wirklich um einen sehr langfristigen Prozess. Du wirst erst nur langsam daran gewöhnt und dann dauert es seine Zeit, bis man sich in einem guten Rhythmus zurecht findet. Wenn du also nur mal eben etwas abnehmen willst um im Urlaub eine gute Bikinifigur zu haben, ist das intermittierende Fasten eher weniger für dich geeignet. Wenn du allerdings deine Zukunft ändern und dauerhaft etwas Gutes für dich tun willst, dann bist du hier genau richtig.

Was den Gewichtsverlust angeht, wirst du dich ein wenig gedulden müssen, denn da du nur langsam ins Fasten eingeführt wirst, wird sich anfangs nur wenig tun. Und auch wenn du voll beim Fasten dabei bist, wird sich dein Gewicht nur schrittweise reduzieren. Dieser Effekt wird auch noch verstärkt, denn dein Stoffwechsel wird durchs Fasten so beeinflusst, dass dein Körper leichter Muskeln aufbauen kann, als zuvor. Muskeln haben aber eine größere Dichte, als Fett. Mit anderen Worten, Muskeln sind schwerer als Fett, weshalb du dein Gewicht nicht als einzigen Anhaltspunkt sehen solltest. Am besten kaufst du dir eine Körperfettwaage (die gibt's heute ganz günstig) und schaust dir nicht nur dein Gewicht, sondern auch deine Anteile von Körperfett und Muskeln an. Dann wirst du schnell sehen, dass sich sehr wohl einiges in deinem Körper zum Guten wendet. Schau dich auch mal im Spiegel an, denn dein Körper sieht anders aus, wenn er Muskeln anstatt Fett hat.

Kapitel 5: Extras: was kann man noch tun?

Das intermittierende Fasten ist wirklich keine Diätvariante, es ist vielmehr ein Lebensstil. Du wirst dein Leben drastisch verändern, denn deine Essgewohnheiten sehen nun völlig anders aus. Aber überleg auch mal, wie viel Zeit du normal mit der Zubereitung und dem Verzehr von Mahlzeiten zubringst. Diese Zeit kannst du nun anderweitig verwenden. Vielleicht mal rausgehen, Sport treiben oder einfach nur das gute Buch lesen, das seit einem halben Jahr auf dem Regal verstaubt. Wir empfehlen dir, die gewonnene Zeit für dich selbst zu nutzen. Wenn du in dir ruhst und vielleicht auch ein bisschen weniger Stress hast, wird es dir nicht nur viel leichter fallen, die Fastenintervalle durchzuhalten (und zwar auf Dauer!), sondern du wirst auch viel leistungsfähiger, als du es gewöhnt bist.

Wenn du noch mehr für dich und deinen Körper tun willst, kannst du mit verschiedenen Methoden deinen Gewichtsverlust durch intermittierendes Fasten unterstützen.

Ernährung

Du kannst durch deine Art und Weise der Ernährung sehr, sehr viel erreichen. Natürlich haben wir gesagt, dass du zwischen der Fastenintervalle auf nichts verzichten musst und alles essen darfst, was dir gerade so gefällt. Das stimmt auch und du wirst damit erfolgreich Fett abbauen und Gewicht abnehmen. Die folgenden Ratschläge stellen wir dir nur zur Verfügung, falls du die Gewichtsabnahme unterstützen und vergrößern willst. Du kannst sie völlig ignorieren oder, was am besten ist, zeitweilig befolgen. Dein Lebensstil ist schon stark genug verändert, indem du fastest, du musst nicht auch noch deine komplette Ernährung umstellen.

Wie im ersten Kapitel bereits erklärt wurde, ist das intermittierende Fasten deshalb so erfolgreich, weil dein Stoffwechsel nach einem gewissen Zeitraum mit dem Abbau von überschüssigem Blutzucker fertig ist und sich dann fast zu 100% dem Abbau von Fettzellen widmen kann.

Diesen Effekt kannst du nun weiter verstärken, indem du wenige Kohlenhydrate, vor allem wenige kurzkettige Kohlenhydrate isst. Was genau heißt das eigentlich?

Kohlenhydrate stecken in allen Getreideprodukten, aber Zucker gehört auch dazu. Sie sind Kohlenstoffverbindungen, deren Moleküle die Form einer Kette haben. Je kürzer die Kette ist, desto schneller wird sie verdaut und lässt den Blutzuckerpegel rasant ansteigen. Langkettige Kohlenhydrate brauchen also länger bis sie verdaut werden, sind aber besser, denn sie verursachen erst gar keinen großen Anstieg des Blutzuckers.

Die kurzkettigen Kohlenhydrate sind Zucker in alle Formen und Varianten, also auch Fruchtzucker, Honig usw. Mittlere Kettenlänge haben Weißmehlprodukte und langkettig sind Vollkornprodukte.

Um also den Blutzucker erst gar nicht hochschnellen zu lassen und somit deinen Fettabbau effizienter zu gestalten, kannst du vermehrt Vollkornprodukte anstelle von Weißmehlprodukten essen. Du musst jetzt nicht gleich zu den Bionudeln extra dunkel greifen, es reicht schon, wenn statt Weißbrot mal Vollkorn auf dem Speiseplan steht. Das gleiche trifft auf den Zucker zu. Verzichte nicht für immer darauf, denn auf deinem Speiseplan würden dann alle möglichen guten Dinge fehlen. Aber versuche einfach, ein bisschen beim Zuckerkonsum zu sparen.

Verdünne Fruchtsäfte anstatt sie pur zu trinken, gib nur einen Löffel Zucker in den Kaffee statt zwei und wähle beim nächsten Gang zum Bäcker nur einen Kuchen statt der Torte.

Die Kunst ist hier, nicht komplett deine Ernährung auf Vollkorn und zuckerfreie Kost umzustellen, denn das ist auf Dauer nicht zufriedenstellend. Da das intermittierende Fasten schließlich keine Diät ist, die nach einer bestimmten Zeit zu Ende geht, sondern ein dauerhafter Lebensstil muss du dich mit deinem Essverhalten wohlfühlen. Aber wer will schon dauerhaft auf all die guten Dinge im Leben verzichten. Also iss weiterhin deine Süßigkeiten, aber du kannst das eine oder andere Mal versuchen, ob die gesündere Variante nicht doch die bessere ist.

Ausgewogene Ernährung ist auch oft ein Stichwort. Dazu gehören die viel gepriesenen fünf Portionen Obst und Gemüse am Tag um deinen Vitamin und Mineralstoffbedarf zu decken. Nun ist das nicht ganz leicht, wenn man bis zu einem kompletten Tag lang gar nichts isst. Du brauchst dir aber keine Sorgen zu machen, dass dich ab sofort jede Erkältung im Griff haben wird. Intermittierendes Fasten treibt deine Immunabwehr an und hilft dir somit. Auch Nahrungsergänzungsmittel, wie Vitaminpräparate oder Nahrungsmittel mit Vitaminzusätzen sind unnötig, solange du genug frisches Obst und Gemüse während der Fastenpausen isst. Dazu empfehlen wir dir, deine Mahlzeiten frisch zuzubereiten, statt Fertigmischungen zu verwenden. Das kostet zwar mehr Zeit und Aufwand aber vergleiche es einfach mal mit der eingesparten Zeit, durch die wegfallenden Mahlzeiten. Kochen ist ein Klacks, wenn du in den letzten 24 Stunden 2 Stunden deiner Lebenszeit eingespart hast, während andere nur am Tisch beim Essen saßen.

Du kannst auch ganz allgemein deiner Ernährung einen großen Gefallen tun, indem du bewusst isst. Lass dich nicht beim Essen von Smartphone, Fernsehen und Co. ablenken, sondern iss jeden Bissen bewusst und genieße deine Mahlzeiten. Das wird dir nach dem fasten irgendwann leicht fallen, denn für dich bekommt Essen einen völlig anderen Stellenwert, als für normale Leute. Mach aus jeder Mahlzeit dein persönliches Event und lass sie dir bewusst auf der Zunge zergehen.

Sport

Das intermittierende Fasten ermöglicht nicht nur den Fettabbau, sondern fördert auch den Aufbau von Muskeln. Das kann durch Sport gezielt verstärkt werden. Ob du Bauchmuskeln trainierst, um endlich wieder einen flachen Bauch zu bekommen, oder ob du in ein volles Trainingsprogramm einsteigst, um so richtig fit zu werden, ist deine Sache. Übertreibe es anfangs nicht, denn du erhöhst dadurch nur das Verletzungsrisiko. Mit dem Sport ist es so wie mit dem Fasten selbst: fang langsam an und gib deinem Körper (und auch deiner Psyche) genug Zeit, sich daran zu gewöhnen. Der Rest kommt dann von selbst. Das Wichtigste am Sport sind keine Rundenzahlen oder Gewichte, die du stemmen kannst, sondern der Spaß, den du daran hast. Wenn du keinen Spaß am Sport hast, wirst du ihn auch nicht lange machen. Probiere also viele verschiedene Sportarten aus und finde heraus, was dir liegt.

Schlusswort

Das intermittierende Fasten gehört momentan noch nicht zum Alltag vieler Menschen und die meisten wissen nicht viel darüber, aber es wird immer populärer, du gehörst ab jetzt offiziell zu den Trendsettern!

Mach dir keine Gedanken über schräge Fragen, die dir im Laufe der Zeit gestellt werden können. Diese Fragen (und mit ihnen auch Kommentare) kommen und gehen mit den Leuten, die sie stellen. Du musst dir darüber bewusst werden, dass es hier um dich und deinen Körper geht und dass du es dir wert bist. Erinnere dich und deine Umgebung daran, dass es nicht allein ums Abnehmen geht, sondern auch um andere gesundheitliche Vorteile, die das intermittierende Fasten mit sich bringt. Im Laufe der nächsten Jahre wird immer mehr darüber erforscht werden, und wer weiß, was noch alles an Vorteilen gefunden wird, von denen wir noch gar nichts wissen.

Es wird bestimmt nie viele Leute geben, die das intermittierende Fasten praktizieren, aber sei bereit, in einiger Zeit dem einen oder anderen Neuling mit Ratschlägen zu helfen. Denn immer wieder werden schräge Frage in ernsthaftes Interesse münden. Viele Leute fragen sich eben, warum Diäten meistens im Frust und mit Jo-Jo Effekt enden. Fast jeder träumt eben davon, ein Leben in buchstäblicher Leichtigkeit zu verbringen anstatt voller Schock auf die Waage starren zu müssen, nachdem der Hosenknopf mal wieder beinahe geplatzt ist. Du wirst diesen Frust irgendwann nur noch aus der Erinnerung kennen, denn das intermittierende Fasten bietet dir einen völlig neuen Lebensstil, der sich auch auf deine Garderobe übertragen lässt. Egal, was du kaufst, du kannst dir sicher sein, dass es auch in einem halben oder ganzen Jahr noch passen wird und dass du der kommenden Sommersaison völlig entspannt entgegen blicken kannst. Kein Stress kurz vor dem Urlaub, weil die Figur nicht strandtauglich ist. Nein, du kannst am Strand so auftauchen wie du bist und abends trotzdem genüsslich beim Büffet zuschlagen, denn jetzt weißt du, wie es geht. Fasttag im Urlaub? Auch kein Problem, in dieser Zeit kannst du alle

neidischen Blicke genießen, die deine Figur
ernten wird.

Wir hoffen, dass wir dich mit diesem Buch
inspirieren konnten.

Nimm dein Leben in die Hand und verändere
es!

□

Quellen

https://intervall-konzept.de/fasten-weniger-essen-besser/ (30.05.2017)

https://intervall-konzept.de/intervallfasten-ohne-jo-jo-effekt/ (31.05.2017)

http://jamesclear.com/the-beginners-guide-to-intermittent-fasting (30.05.2017)

http://www.rp-online.de/leben/gesundheit/ernaehrung/intermittierendes-fasten-plan-und-anleitung-zum-abnehmen-aid-1.5965081 (01.06.2017)

http://strong-magazine.com/intervallfasten-intermittierendes-fasten-anleitung/ (01.06.2017)

Impressum

Text: Copyright © 2018 by ALI KALAI TLEMCANI

Impressum:

ALI KALAI TLEMCANI

1 Complexe El hassani Immeuble Amal 2

90000 TANGIER

Marokko

Foto: © vedvid_ARTS/ www.depositphotos.com

Wichtiger Hinweis:

Die in diesem Buch enthaltenen Informationen dienen ausschließlich informativen Zwecken und dürfen unter keinen Umständen als Ersatz für eine professionelle Beratung oder Behandlung durch ausgebildete und anerkannte Ärzte angesehen werden. Diese beinhalten keinerlei Empfehlungen bezüglich bestimmter Diagnose- oder Therapieverfahren. Die Inhalte dürfen niemals als eine Aufforderung zur Selbstbehandlung oder als Grundlage für Selbstdiagnosen und -medikation verstanden werden. Die Informationen spiegeln lediglich die Meinung des Autors wieder. Der Autor übernimmt für die Art oder Richtigkeit der Inhalte keine Garantie, weder ausdrücklich noch impliziert.

Sollten Inhalte des Buches gegen geltendes Recht verstoßen, dann bittet der Autor um umgehende Benachrichtigung. Die betreffenden Inhalte werden dann umgehend entfernt oder geändert.

Haftung für Links

Das Buch enthält Links zu externen Webseiten Dritter, auf deren Inhalte wir keinen Einfluss haben. Deshalb können wir für diese fremden Inhalte keine Gewähr übernehmen. Für die Inhalte der verlinkten Seiten ist stets der jeweilige Anbieter oder Betreiber der Seiten verantwortlich. Die verlinkten Seiten wurden zum Zeitpunkt der Verlinkung auf mögliche Rechtsverstöße überprüft. Rechtswidrige Inhalte waren zum Zeitpunkt der Verlinkung nicht erkennbar. Eine permanente inhaltliche Kontrolle der verlinkten Seiten ist jedoch ohne konkrete Anhaltspunkte einer Rechtsverletzung nicht zumutbar. Bei Bekanntwerden von Rechtsverletzungen werden wir derartige Links umgehend entfernen.